Observations Cliniques

Par le Docteur BENSA
Chirurgien des Hôpitaux de Nice

(AVEC DEUX PLANCHES PHOTOGRAPHIQUES)

—

1911

VOIES URINAIRES

1. Quatre cas d'amputation de la verge.
2. Trois cas de cystorrhaphie totale. Guérison.
3. Enorme tumeur vésicale. Taille hypogastrique. Extirpation et cautérisation. Guérison.
4. Deux cas de calcul vésico-prostatique chez l'enfant.
5. Urétérohydronéphrose par calcul de l'uretère. Incision et drainage. Guérison.
6. Quelques calculs vésicaux. Utilité de la cystocopie.

CHIRURGIE.

1. Hystérectomie abdominale pour obstruction intestinale par rétroflexion d'un utérus de volume normal. Guérison.
2. Plaie du pylore et des conduits biliaires par balle de revolver. Laparotomie. Suture et tamponnement. Guérison.
3. Contusion de l'abdomen. Rupture de la rate. Laparotomie. Tamponnement. Guérison.
4. Contusion de l'abdomen. Rupture complète de l'intestin grêle. Laparotomie. Suture. Guérison.
5. Hernie de la ligne blanche étranglée. Résection de 10 centimètres d'intestin grêle sphacélé. Bouton de Murphy. Guérison.
6. Anévrysme poplité diffus. Incision et tamponnement. Ligature de la fémorale au canal de Hunter. Amputation secondaire de cuisse pour gangrène. Guérison.

—

NICE

IMPRIMERIE, LITHOGRAPHIE ET PAPETERIE J. VENTRE
15, Rue de la Préfecture, 15

Observations Cliniques

Par le Docteur BENSA
Chirurgien des Hôpitaux de Nice

(AVEC DEUX PLANCHES PHOTOGRAPHIQUES)

1911

VOIES URINAIRES

1. Quatre cas d'amputation de la verge.
2. Trois cas de cystorrhaphie totale. Guérison.
3. Enorme tumeur vésicale. Taille hypogastrique. Extirpation et cautérisation. Guérison.
4. Deux cas de calcul vésico-prostatique chez l'enfant.
5. Urétérohydronéphrose par calcul de l'uretère. Incision et drainage. Guérison.
6. Quelques calculs vésicaux. Utilité de la cystocopie.

CHIRURGIE.

1. Hystérectomie abdominale pour obstruction intestinale par rétroflexion d'un utérus de volume normal. Guérison.
2. Plaie du pylore et des conduits biliaires par balle de revolver. Laparotomie. Suture et tamponnement. Guérison.
3. Contusion de l'abdomen. Rupture de la rate. Laparotomie. Tamponnement. Guérison.
4. Contusion de l'abdomen. Rupture complète de l'intestin grêle. Laparotomie. Suture. Guérison.
5. Hernie de la ligne blanche étranglée. Résection de 10 centimètres d'intestin grêle sphacélé. Bouton de Murphy. Guérison.
6. Anévrysme poplité diffus. Incision et tamponnement. Ligature de la fémorale au canal de Hunter. Amputation secondaire de cuisse pour gangrène. Guérison.

NICE

IMPRIMERIE, LITHOGRAPHIE ET PAPETERIE J. VENTRE

15, Rue de la Préfecture, 15

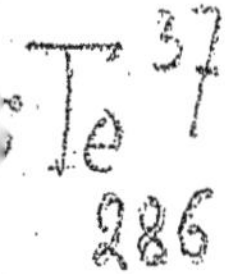

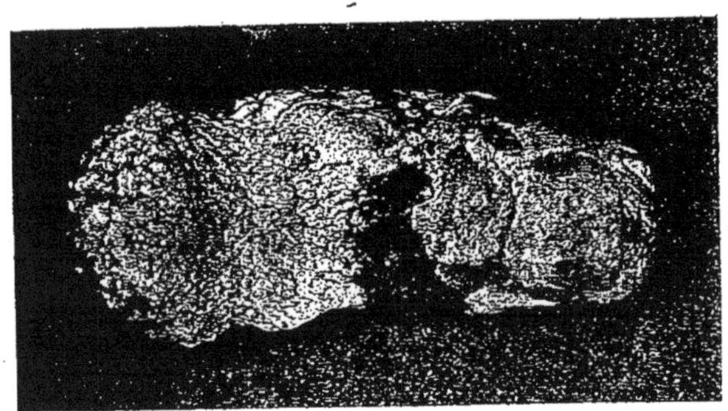

Fig. 1.   Calculs Vésico-Prostatiques

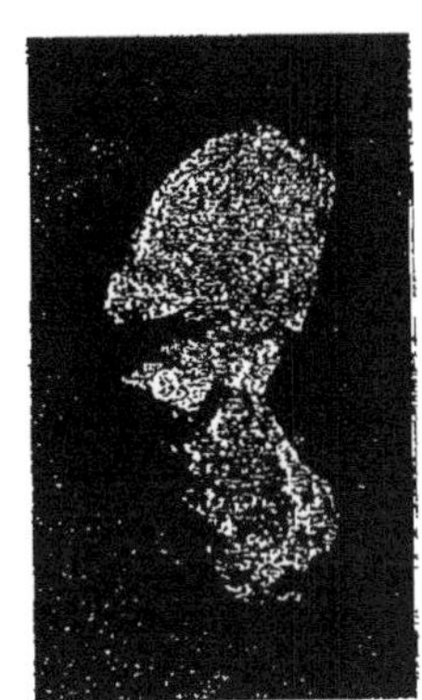

Fig. 2.

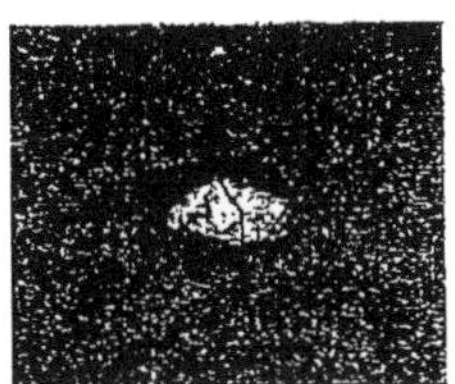

Fig. 3. — Calcul de l'Uretère

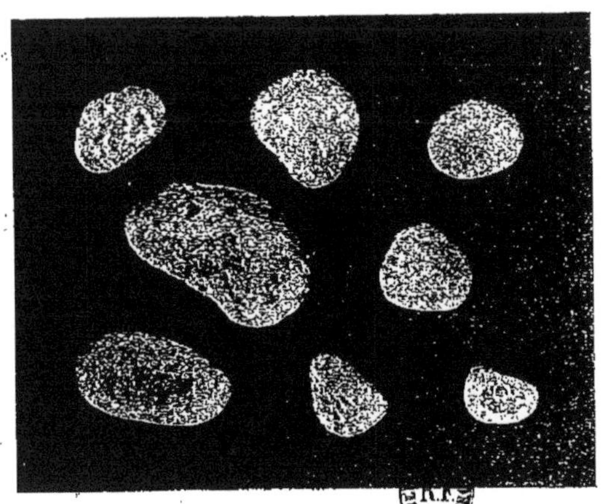

Fig. 4. — Phosphatiques.

Calculs de la Vessie

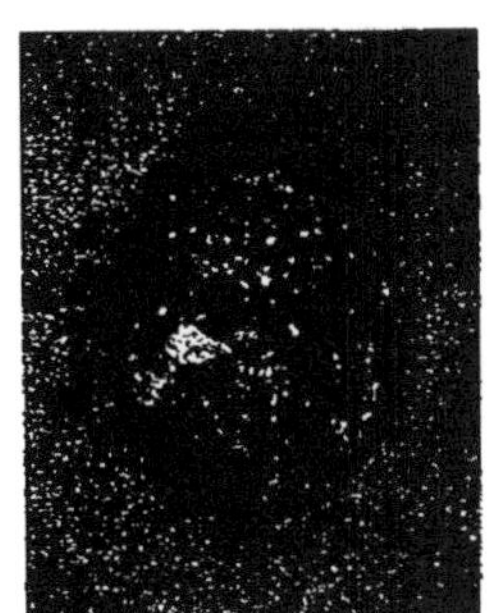

Fig. 5. — Oxalique

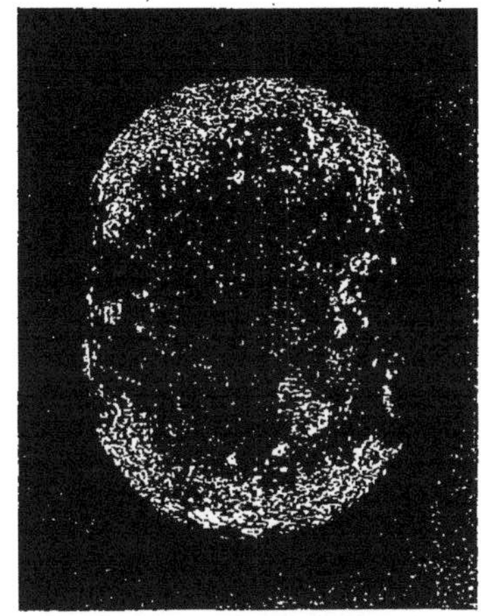

Fig. 6. — URIQUE (EN GALET)

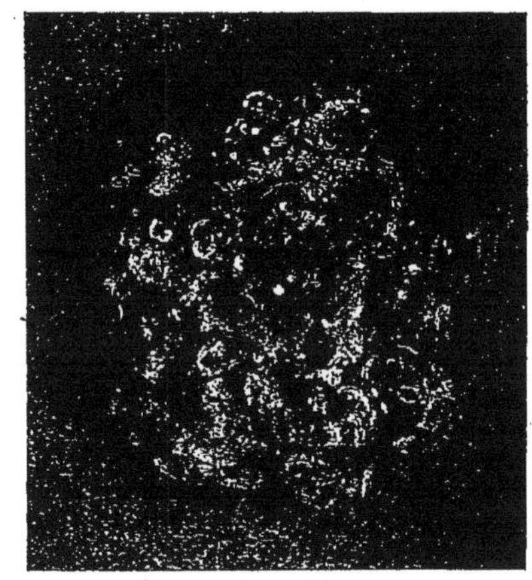

Fig. 7. — URIQUE (MÛRIFORME)

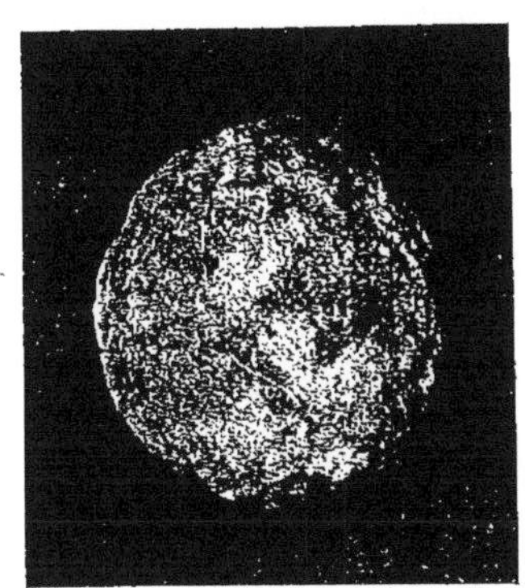

Fig. 8. — URO-PHOSPHATIQUE (EN DRAGÉE)

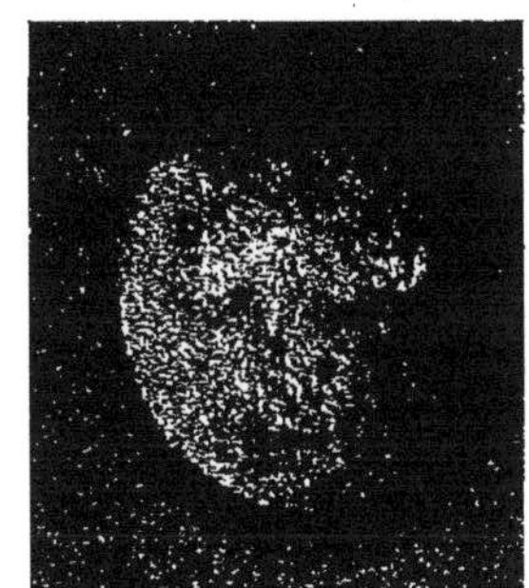

Fig. 9. — URO-PHOSPHATIQUE (POREUX)

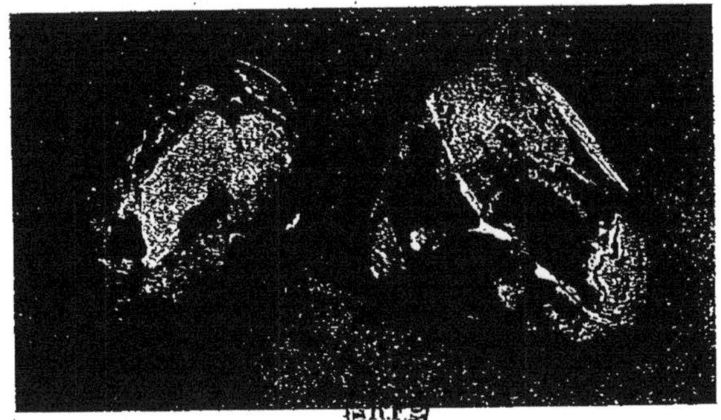

Fig. 10. — URO-PHOSPHATIQUE (SIMILI MARBRE DE COULEUR)

CALCULS DE LA VESSIE

VOIES URINAIRES

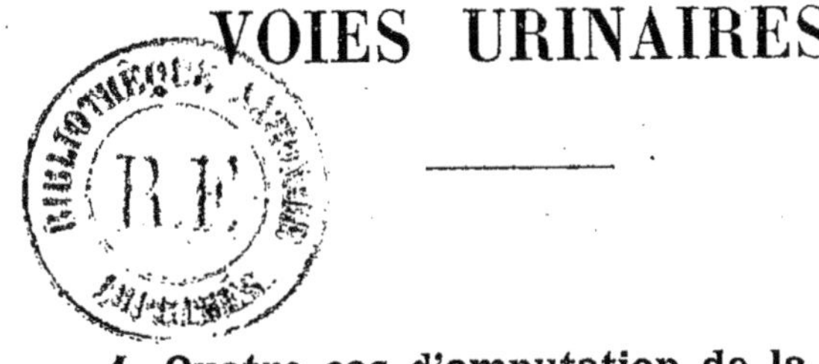

1, Quatre cas d'amputation de la verge

J'ai dû exécuter cette opération pour des épithéliomas qui se sont présentés en série comme cela arrive souvent en pratique.

Le premier cas date du 12 juin 1907 et ne présente rien de particulier à signaler. Diagnostic non douteux ; bourgeons végétants et très fétides ; opération de propreté comme pour un membre gangrené.

Le second cas, 12 octobre 1907, n'avait pas été opéré à cause d'un diabète très accusé. L'état général et l'âge, 65 ans, rendaient l'opération hasardeuse.

Un traitement antidiabétique réduisit le sucre à 5 grammes et je pus faire l'opération sans le moindre accident.

Les deux autres cas, 4 et 5 septembre 1908, furent également opérés pour épithéliomas végétants et ulcéreux.

Le diagnostic pour tous ces cas était très net sauf pour un de ces malades qui fut traité par le mercure et l'iodure avec un résultat nul.

L'âge était de 5o à 65 ans. Le plus jeune que j'ai pu suivre revint, après quelques mois, avec de gros ganglions sus-pubiens très durs. L'opération démontra cependant une adénite suppurée banale qui creva pendant la dissection.

Le point intéressant est de pouvoir suivre les opérés pendant longtemps. Je n'ai pu revoir que l'opéré d'adénite qui mourut quelques mois après ; quant au diabétique il vivait encore deux ans après l'opération.

Il n'y a guère lieu ici de discuter la chirurgie décevante des cancers ; dans ces cas de bourgeonnements sanieux et si fétides le malade demande lui-même à se séparer de cette source d'infection et d'épuisement.

Comme procédé opératoire voici ce que j'ai fait :

Tube élastique hémostatique.

Amputation circulaire comme pour un membre avec fente sur l'urèthre donnant la forme de raquette.

Incision de la peau et rétraction, puis taille des corps caverneux autour de l'urèthre comme centre.

En arrivant sur le canal, et en rabattant fortement la partie à exciser, on peut disséquer l'urèthre sur une longueur de un centimètre environ et couper ensuite perpendiculairement à l'axe du canal.

Hémostase des vaisseaux, suture des corps caverneux, fente inférieure de l'urèthre et suture du nouveau méat à la peau.

Je n'ai pas mis de sonde à demeure qui favorise l'infection.

J'ai obtenu la réunion par première intention sauf pour un ou deux points limités.

Mes malades n'avaient pas de ganglions appréciables et c'est pour cela que je n'en ai pas tenté l'extirpation.

Je préférerai pour les cas qui se présenteront dorénavant, faire, suivant la tendance actuelle, un curage des régions inguinales pour diminuer autant que possible les chances de récidive.

2. Trois cas de cystorrhaphie totale. Guérison

J'ai eu l'occasion de pratiquer trois fois la suture totale de la vessie, c'est-à-dire la réunion immédiate sans drainage.

Ma première observation, 13 mars 1908, est celle d'une femme d'une cinquantaine d'années atteinte de cystite chez laquelle la cystoscopie me fit découvrir une petite tumeur de la vessie.

L'opération ne présenta rien de particulier à signaler, sauf qu'une pince placée hâtivement avait saisi en même temps que la paroi vésicale une petite étendue de l'intestin qui fût blessé et suturé aussitôt.

L'extirpation de la tumeur pédiculée, la cautérisation de la base d'implantation furent ensuite pratiquées.

Comme les urines étaient claires et qu'il n'y avait pas de douleurs fréquentes en urinant, je tentais la suture totale de la vessie : premier plan total perforant, deuxième plan d'adossement séro-musculaire ; sonde de Pezzer rétrograde. Réunion de la paroi, muscles au catgut, peau au crin de Florence. Drain sus-pubien, tout petit, enlevé après 48 heures. En serrant un fil placé à l'avance on complète l'affrontement de la paroi abdominale.

La sonde de Pezzer est enlevée le 4e jour ; on pratique de petits lavages sans pression et on met, après le 4e jour, une sonde béquille, changée après 3 jours. La sonde est complètement supprimée le 10e jour et l'opérée est sondée 2 à 3 fois par jour, puis elle urine toute seule sans aucune difficulté 5 ou 6 jours après. Guérison sans incident.

Le deuxième cas, 6 juillet 1908, concerne un homme de 45 ans, atteint de cystite depuis quelque temps et reconnu porteur d'un gros calcul urique que révélèrent l'explorateur métallique et la cystoscopie.

La taille hypogastique permit d'enlever un gros calcul mûriforme (fig. 7) et les urines étant claires, je tentai la cystorrhaphie totale.

La sonde de Pezzer fut enlevée le 4° jour et remplacée par une sonde à béquille qui fut changée tous les 2 ou 3 jours. Le 9ᵉ jour suppression de toute sonde et je recommande de vider la vessie 4 fois par jour pour ne pas la mettre en tension. L'opéré ne fut pas sondé, par erreur, et il se mit à uriner tout seul depuis ce moment, ayant ainsi obtenu une guérison très rapide.

Le 3ᵉ cas fut opéré le 9 décembre 1909. Tumeur de la vessie : papillome ayant donné lieu à des hémorrhagies, chez une femme d'une soixantaine d'années.

Même manuel opératoire et mêmes soins consécutifs.

Réunion complète de la vessie et de la paroi abdominale en une dizaine de jours.

Ces résultats sont très satisfaisants et on peut s'étonner que l'on ne cherche pas plus souvent la réunion immédiate de la vessie.

En effet, sur le grand nombre de tailles hypogastriques que j'ai pratiquées, je n'ai eu jusqu'ici l'occasion de faire la cystorrhaphie totale que dans trois cas.

La raison est qu'il faut choisir ses malades qui doivent être dans des conditions favorables à la réussite de la suture totale.

Il faut uniquement qu'il n'y ait pas de cystite, sinon la réunion échouerait presque sûrement et la plaie vésicale donnerait lieu à de l'infiltration d'urine. Ainsi s'explique le petit nombre de cas où l'on peut pratiquer la cystorrhaphie totale. Les malades attendent presque tous, en effet, les avertissements douloureux de la cystite pour se décider à se faire examiner par un médecin, puis, beaucoup plus tard souvent, par un chirurgien. Cela est fort regrettable, car si on faisait pratiquer l'exploration métallique et cystocopique à temps, les cas heureux de réunion primitive de la vessie ne se compteraient pas en si petit nombre.

C'est le cas de répéter encore ici, après de nombreux chirurgiens spécialisés, que pour toute cystite rebelle au traitement il faut faire la cystocopie, comme pour toute pyurie rebelle, il faut, après cystoscopie négative, faire la radiographie de l'appareil urinaire.

Si les malades ñous étaient adressés à temps, on ne verrait pas des cas aussi lamentablement aggravés, comme nous en voyons souvent.

Que dans toute cystite rebelle les médecins ne s'obstinent pas à laver la vessie sans succès; qu'ils aient recours aux admirables moyens d'exploration modernes, et ils verront que ces cystites chroniques s'appellent : tumeur de la vessie, calcul de la vessie ou des reins, tuberculose rénale ou vésicale.

3. Enorme tumeur vésicale. Taille hypogastrique. Extirpation et cautérisation. Guérison.

Il s'agit encore ici d'un cas longtemps méconnu comme nous en rencontrons trop souvent en pratique.

Quelque temps auparavant j'avais observé un malade qui urinait du sang depuis deux ans à intervalles rapprochés et qui considérait ce fait comme une suppléance d'hémorrhagie hémorroïdaire.

La cystoscopie démontra une grosse tumeur végétante, mais le malade, rassuré par sa théorie optimiste, ne voulut pas se faire opérer malgré son état d'anémie très avancé.

Le cas actuel concerne un homme jeune, 35 ans, sujet à des hématuries extrêmement abondantes qui le laissaient dans un état de faiblesse très prononcée.

Ces hémorrhagies débutèrent il y a 5 ou 6 mois et le malade fut examiné par plusieurs docteurs.

Il fut mis en observation pendant une soixantaine de jours et on porta le diagnostic d'hypertrophie de la prostate pour laquelle on proposa la prostatectomie.

Le malade urinant toujours du sang en abondance, vint me voir à l'hôpital, le 4 février 1911.

L'hématurie est très prononcée et fétide.

La palpation méthodique ne révèle rien aux reins ; la vessie semble en état de réplétion. On l'évacue et le double palper recto-abdominale la montre remplie d'une masse volumineuse, assez résistante. Au-dessous la prostate est lisse et de volume moyen. Diagnostic : Très grosse tumeur vésicale.

Une cystoscopie est pratiquée le 6 février : l'intolérance de la vessie et l'hématurie ne permettent de voir, malgré les précautions prises, que quelques grosses végétations, mais pas de vue d'ensemble.

La taille hypogastrique est pratiquée par moi le 8 février 1911. Large ouverture de la vessie et ablation rapide, avec les doigts, des gros fragments de la tumeur qui remplit presque l'organe. L'hémorrhagie est assez considérable. La cavité vésicale bien exposée avec l'écarteur automatique et la valve de Legueu, est cautérisée au niveau des points d'implantation de la tumeur, c'est-à-dire tout le trigone et la partie inférieure des faces latérales de la vessie.

Le total des fragments enlevés remplit la main, en sorte que la tumeur était presque grosse comme le poing.

L'aspect de chair nacrée, chair d'huître, faisait prévoir le diagnostic que le microscope confirma, carcinome de la vessie.

L'opération fut conduite comme d'habitude : Drainage large avec les tubes de Guyon-Perier, puis, pour éviter le long séjour de la sonde à demeure, placement successif des trois tubes hypogastriques de Marion, ce qui permet de réduire rapidement l'orifice sus-pubien.

Sonde à demeure et la fermeture se fait assez lentement.

Le malade n'a plus saigné, a beaucoup engraissé depuis l'opération et a une mine florissante. En ce moment, mai 1911, le malade est encore à l'hôpital, mais son état de santé est très satisfaisant et une vérification cystoscopique n'a pas montré de récidive.

Ce cas offre à discuter les indications opératoires des néoplasmes de la vessie.

Les tumeurs infiltrées ne sont pas opérées par beaucoup de chirurgiens.

On peut accepter cette conduite pour les tumeurs latentes, mais quand il y a hémorrhagie répétée ou infection, on ne peut rester inactif et l'intervention devient une opération d'urgence.

Mon malade de tumeur de la vessie à symptomatologie rénale, que j'ai publié en 1907, est un exemple de l'utilité de ces opérations successives. Opéré quatre fois par taille hypogastrique, dont trois fois par moi, pour des récidives de volume décroissant, ce malade vit et travaille et sa première opération date de 8 ans.

Personnellement, je ne traite par la cautérisation endoscopique que les petites tumeurs ou les tumeurs saignantes chez les personnes âgées ; pour les néoplasmes de moyen et gros volume, je fais la taille hypogastrique et l'ablation ou la cautérisation et cela à plusieurs reprises, s'il le faut, si le malade ne se soumet pas à des examens cystoscopiques assez fréquents pour pouvoir surveiller la récidive et la traiter à temps par les voies naturelles.

Quelques pénibles que soient ces opérations à répétition, c'est le seul moyen actuel d'éviter les hémorrhagies épuisantes ou la pyélonéphrite ascendante qui succède à la cystite par macération de la tumeur ou par obstruction des méats urétéraux, et qui tuent bien souvent les malades, comme l'on sait, avant la cachexie cancéreuse (1).

---

(1) J'ai réopéré ce malade, le 20 septembre, pour poursuivre la récidive qui se révélait par des troubles dans l'urination. Nouvelle taille hypogastrique, difficile par adhérence du péritoine. Un seul bourgeon est trouvé après huit mois et cautérisé. L'opération a été supportée facilement et l'état général demeure toujours excellent.

4. Deux cas de calcul vésico-prostatique
chez l'enfant.

Voici deux cas de calcul vésico-prostatique observés et opérés en mars et avril 1911.

D'après la classification de Pasteau, les calculs de la prostate sont: dans le tissu de la glande (calculs intra-prostatiques), ou bien, dans l'épaisseur de la prostate et le canal (calcul uréthro-prostatique), dans un lobe glandulaire (calcul diverticulaire), dans l'urèthre prostatique (calcul prostatique), dans l'urèthre prostatique et la vessie (calcul uréthro-vésical).

Les calculs que je présente appartiennent au groupe « urèthro-vésical ».

On les rencontre surtout chez l'enfant à cause de l'absence de saillie prostatique, ce qui facilite l'engagement des calculs dans le col vésical. Le développement par adjonction successive de couches uriques et phosphatiques explique leur forme moulée sur la région qu'ils arrivent à remplir et à dilater d'une façon anormale.

La première observation concerne un garçon de 12 ans, vu en mars 1911, pour une cystite douloureuse avec incontinence d'urine.

Le malade souffrait depuis très longtemps et n'avait pas été soigné. Le cathétérisme explorateur fut impossible car un obstacle arrêtait la bougie à boule au niveau de la prostate en donnant le frottement caractéristique du calcul.

Les effort pour uriner étaient intenses et très douloureux.

Les urines étaient très troubles et le malade, affaibli depuis longtemps par les souffrances, se trouvait dans un mauvais état général.

Vu l'urgence, j'opérai le 26 mars à 4 heures du soir.

Je choisis la voie périnéale à cause du siège du calcul qui semblait se présenter au périnée.

Incision de la taille prérectale. Dilation des plans profonds avec les ciseaux mousses et j'arrive sur le calcul.

Le doigt cherche à décoller les tissus adjacents, et, l'extrémité visible de la pierre étant saisie par une tenette, j'arrive, après quelques efforts énergiques, à extraire le calcul très volumineux (n° 1 de la planche).

La forme en est cylindrique avec un renflement coudé en avant qui se trouvait dans la vessie. La surface est rugueuse.

En somme, la pierre a la forme d'un clou avec renflement vésical représentant la tête du clou.

Le col vésical a laissé son empreinte sur le calcul, à la base de la tête.

Il n'y a pas de rigole pour le passage de l'urine qui devait s'infiltrer par pression autour de ce volumineux obstacle. Le calcul est composé d'acide urique avec quelques incrustations phosphatiques.

Les dimensions sont: 6 centimètres de long; 8 centimètres de circonférence; poids, 50 grammes.

On se demande comment ce pauvre enfant a pu supporter aussi longtemps cet énorme calcul qui obstruait son canal. On s'imagine les efforts violents qu'il devait faire pour uriner, et cela explique pourquoi l'urine filtrant goutte à goutte et sous forte pression était refoulée vers les voies urinaires supérieures.

La pyélo-néphrite était la conséquence inévitable d'une aussi longue négligence. Aussi je réservai le pronostic et malheureusement le jeune malade succombait au bout de quelques jours des suites d'urémie cérébrale.

Un second cas me permettait, moins d'un mois après, de comparer la bénignité de l'opération lorsque le sujet n'a pas attendu l'intoxication irrémédiable pour se soumettre à l'opération.

Ce jeune garçon de 7 ans, dont il s'agit, entra à l'hôpital au commencement avril 1911, pour une incontinence d'urine avec cystite.

Je recherchais aussitôt le calcul et l'exploration

démontra l'existence d'une concrétion volumineuse bouchant le col de la vessie.

Comme la pierre était haut située, je choisis la voie hypogastrique pour l'extraire (24 avril).

L'opération n'aurait présenté aucun incident si le péritoine refoulé par un violent effort de vomissement ne s'était rompu. Les intestins s'engagèrent dans le champ opératoire.

Tamponnant pour un instant la plaie vésicale, je fis aussitôt la suture complète de la rupture péritonale et pinçais les muscles au-dessus pour éviter le retour de cet accident.

Revenant à la vessie, je trouvai le calcul très enclavé et il fallut le doigt d'un aide dans le rectum pour le refouler en haut où je dus le décoller sur toute sa périphérie comme s'il s'agissait d'enlever une petite prostate. Le calcul extrait présentait la même forme coudée en avant que le précédent. Longueur, 4 centimètres ; circonférence, 4 cent. 5 ; poids, 10 grammes.

Nature : urique avec encroûtements phosphatiques.

A noter, sur la face supérieure, au niveau de la portion coudée, une empreinte produite par le col de la vessie et profonde du tiers de l'épaisseur du calcul (fig. 2).

Je séparais le mieux que je pus, par une cloison étanche de taffetas imperméable, la plaie de l'abdomen de la plaie vésicale, qui fut drainée par une sonde de Pezzer.

Les suites furent très normales, aucune réaction péritonéale ou vésicale.

J'essayai la sonde à demeure, mais je dus l'enlever après un jour, étant très mal supportée.

L'orifice sus-pubien se ferma tout seul, le petit malade se levant après quelques jours et la sortie de l'hôpital eut lieu fin mai.

Ces deux observations permettent de formuler les conclusions suivantes :

Les calculs chez l'enfant ne se signalent souvent que

par l'incontinence d'urine. S'il y a de la cystite surtout, il faut pratiquer une exploration instrumentale.

La voie choisie pour l'extirpation du calcul sera hypogastrique ou périnéale, selon la présentation de la pierre, haute ou basse.

La voie périnéale est facile dans ces cas de gros calculs, les plans étant distendus par le volume de la pierre, qui s'est creusée peu à peu une niche.

Il faut dans la taille haute ménager le péritoine, mince chez l'enfant et sujet à se rompre ; surveiller les efforts de vomissements ; faire l'incision le moins haut possible ; manier l'écarteur avec prudence ; soutenir le cul-de-sac péritonéal avec une compresse qui appuie constamment.

Enfin, il faut toujours distendre la vessie avec de l'air et non de l'eau.

Mon opéré a dû la vie à cette façon de faire, car si le liquide vésical avait souillé le péritoine, il n'eut probablement pas pu éviter une péritonite rapidement mortelle.

---

5. Urétèrohydronéphrose par calcul de l'uretère. Incision et drainage. Guérison.

Je fus appelé, le 26 juillet 1910, pour examiner en consultation la dame C..., qui souffrait depuis longtemps en urinant.

Comme antécédent on trouvait des coliques néphrétiques vagues.

La malade se plaignait d'uriner souvent et avec douleur. Les urines étaient troubles et purulentes.

Le traitement médical suivi depuis longtemps, n'avait amené aucune amélioration. Des examens de l'appareil urinaire avaient été faits, mais probablement d'une façon incomplète.

A ce moment la malade avait l'aspect anémié et cachectique : température, 38° à 39° ; douleurs dans le flanc gauche ; polyurie trouble.

Ces symptômes indiquaient plutôt une pyélonéphrite et l'examen par le palper démontra une grosse tumeur fluctuante, qui occupait toute la fosse iliaque gauche et une partie du flanc gauche.

Je fis remarquer la situation basse de la tumeur qui ne pouvait se rattacher qu'à une hydronéphrose développée dans un rein mobile, ou qu'à une dilatation de l'uretère, et cela sous la dépendance d'un calcul de ce conduit.

Voulant rester exclusivement pratique, je ne fais que rappeler les expériences d'Albarran sur la ligature des uretères et ses conséquences.

Devant la gravité de l'état général, une exploration des fonctions rénales aurait été superflue et l'opération fut faite le lendemain matin.

Incision de la néphrotomie, mais un peu plus basse. Après l'incision des plans musculaires, la poche est ouverte et j'évacue 4 litres d'urine environ, sans trouver une poche à paroi isolable.

Ce fait peut s'expliquer par la minceur extrême d'une poche accolée aux muscles, ou par l'absence de paroi propre, la cavité étant produite par le refoulement des muscles en dehors, du péritoine en dedans, par l'urine ayant fait éclater l'uretère ou ayant trouvé une issue grâce à une ulcération produite par la petite pierre dans l'uretère distendu.

Quoi qu'il en soit, je ne pus reconnaître au palper ni le rein, ni l'uretère et cela sur toute la hauteur de la poche, qui était énorme et dont je ne pouvais atteindre les extrémités ni en haut ni en bas.

Je plaçais deux gros drains dans ces deux directions, et les entourai de compresses de gaze stérilisée.

Les parois s'accolèrent vite par pression abdominale, la fièvre tomba et l'état général s'améliora rapidement.

Le traitement consécutif consista en lavages modificateurs de la poche avec drainage tant que dura le suintement.

Pendant ce temps je surveillais la vessie et un premier examen cystoscopique ne révéla rien d'anormal dans la cavité de cet organe.

Une deuxième tentative, 12 août 1910, montra un calcul tombé dans la vessie et occupant, comme un petit œuf dans un nid, la région de l'embouchure de l'uretère gauche.

Le 15 août, un examen avec l'explorateur métallique ne put révéler la présence de cette petite concrétion et un lithotriteur ne put la saisir. Je laissai à la nature le soin de l'expulser. ce qui fut fait le 18 août.

Le calcul est phosphatique, a la forme d'un petit noyau d'olive et pèse 0,15 centigrammes (fig. 3).

Pendant ce temps, la plaie s'était complètement cicatrisée et la malade ne présentait plus, comme symptômes morbides, que des urines troubles.

Ceci était en relation avec la pyélonéphrite que l'opération avait améliorée et non guérie et que les soins ultérieurs (uraseptine, eaux diurétiques, etc.) atténuèrent à un degré tel que la malade reprit bientôt ses occupations sans difficulté.

Revue un an après, ma malade est en parfaite santé, mais a toujours les urines un peu troubles.

Les considérations pratiques que comporte cette observation sont: le caractère insidieux de la maladie qui ne peut être dépistée que par des examens minutieux et peu familiers aux médecins.

Le danger d'attendre une amélioration hypothétique, d'où infection des voies urinaires supérieures.

La nécessité d'une opération importante, urétérotomie, alors que, prise à temps, la maladie, étant donné le petit volume du calcul, aurait pu être arrêtée dans son évolution par le cathétérisme urétéral simple ou avec injection de glycérine ou d'huile dans l'uretère pour provoquer et faciliter l'expulsion du calcul.

2.

6. Quelques calculs vésicaux. Utilité de la cystocopie

Je décris ici quelques calculs enlevés par moi par la taille. Les différentes variétés, urique, oxalique, phosphatique, y sont représentées.

La nature chimique est intéressante à connaître au point de vue du traitement ultérieur, et aussi, avant l'intervention, pour fixer le choix de la voie opératoire, taille ou lithotritie.

Les calculs phosphatiques donnent au contact un son plus sourd, mais seul l'examen cystocopique permet d'avoir la certitude de la nature de la pierre.

La cystocopie apporte une grande précision au diagnostic, quoique la première place revienne cependant à l'exploration métallique.

En fait de calcul, il faut être incrédule ; il ne faut pas seulement voir un calcul, il faut le toucher.

Rien ne vaut l'explorateur métallique pour reconnaître la présence d'un calcul et ses dimensions.

La cystocopie est, en effet, sujette à des erreurs, elle a ses illusions et ses mirages : erreur de volume, par exemple, un gros calcul pris pour un petit, ou une petite pierre paraissant volumineuse et semblant imposer la taille, alors qu'un coup de lithotriteur l'aurait écrasée.

Erreur encore, due à la coloration par une lumière trop blanche, donnant les apparences d'une pierre à un lobe moyen arrondi.

Etant donné cette méfiance nécessaire contre les illusions d'optique, il ne reste plus qu'à user de la précision que donne la cystocopie pour fixer le diagnostic et choisir le traitement.

L'éclairage endoscopique vésical donne les renseignements principaux de nombre, de forme et de couleur des calculs ; par cette méthode on recueille ainsi les notions secondaires de l'état de la vessie (cystite), des reins, parfois, par l'aspect des méats urétéraux, qui révèlent l'état des reins, comme la bouche dénote l'état de l'estomac (calcul rénal, tuberculose, etc.).

Cet admirable moyen d'exploration, si répandu à l'étranger, est encore trop rarement employé chez nous. Les médecins qui voient sa précision en gardent un souvenir ineffaçable et reconnaissent l'inocuité de son application. Car on reproche à cette méthode d'être difficile et dangereuse.

Cependant, il n'est pas plus pénible ni dangereux d'être sondé par un cystoscope que par une sonde métallique quelconque.

Quant au cathétérisme cystoscopique des uretères, je signalerai dans un autre article les bons effets que j'en ai retiré au point de vue diagnostique et thérapeutique.

J'insiste, en attendant, sur la finesse et la précision de cette méthode pour fixer la valeur de chaque rein, et sur son inocuité lorsqu'on l'emploie délicatement et aseptiquement.

A l'examen cystoscopique les pierres donnent les images suivantes :

Calculs blancs, petits, ordinairement nombreux (calculs phosphatiques) ;

Calcul noir (calcul oxalique) ;

Calcul jaune ou brun (calcul urique) ;

Calcul blanc ou grisâtre, gros (calcul urique et phosphatique).

Les calculs blancs (fig. 4) peuvent être broyés par le lithotriteur, mais je préfère la taille selon leur volume et leur nombre.

Les calculs oxaliques (fig. 5) sont trop durs et casseraient les mors de l'instrument.

Les jaunes, uriques, petits, peuvent être lithotritiés, mais les gros laissent des fragments, offensifs bien souvent, et je préfère pour eux encore la taille hypogastrique (fig. 6, 7, 9).

Les gros calculs gris ou blanchâtres sont constitués la plupart du temps par un noyau d'urates. Ces pierres « en dragée » comme une amande sucrée, sembleraient destinées au broiement, alors que le noyau peut être trop résistant (fig. 8 et 10).

Le calcul n° 9 est composé d'urates, mais assez léger et finement graineté.

Le malade porteur de cette pierre, âgé de 76 ans, avait sa vessie fermée par seconde intention, vingt-deux jours après sa taille hypogastrique.

Les pierres n° 10, retirées de la vessie d'un jeune homme de 16 ans, le 26 mars 1911, ont un aspect original, de couleur brune avec des traînées noires et blanches rappelant les veines d'un marbre de couleur. La nature en semblait peu nette, mais la fragmentation de la pierre démontra la présence d'un gros noyau urique enveloppé d'une couche de phosphates diversement colorés.

En résumé, je préfère la taille au moins la première fois pour les gros calculs.

Si c'est un calcul urique, le régime, les eaux minérales, les lavages vésicaux simples ou aspirateurs, empêcheront la récidive.

Si le calcul est phosphatique, puisque en ce cas, la lithiase est secondaire à la cystite, la taille n'est-elle pas le meilleur moyen pour guérir l'inflammation de la vessie par la mise au repos du muscle et par la modification due à l'ouverture de l'organe et le traitement direct de la muqueuse?

Le malade des calculs n° 4 n'a pas récidivé depuis quatre ans, malgré la rareté des lavages, à cause, je pense, d'une large taille suivie d'un drainage sus-pubien prolongé.

CHIRURGIE

---

1. Hystérectomie abdominale pour obstruction intestinale par rétroflexion d'un utérus de volume normal. — Guérison.

Les causes de l'obstruction intestinale sont si variées qu'il est le plus souvent impossible de porter un diagnostic précis avant l'intervention et que la laparotomie exploratrice trouve là une de ses applications les plus justifiées.

Pour éviter cependant la longueur des recherches intra-abdominales, il est bon de connaître les causes les plus fréquentes qui peuvent amener l'obturation du calibre intestinal.

Il en est sur lesquelles tous les chirurgiens sont d'accord et je ne les signalerai pas.

Pour les déplacements de la matrice en arrière la question ne semble pas complètement résolue.

En effet, alors que cette cause est notée dans l'article « Occlusion intestinale », du regretté Dr Guinard (Traité de Chirurgie de Le Dentu et Delbet), elle n'est pas indiquée dans les classiques comme complication des rétrodéviations utérines. On signale bien la constipation opiniâtre, mais n'allant pas jusqu'à l'obstruction intestinale que donneraient seulement l'utérus gravide rétrofléchi ou les grosses tumeurs enclavées dans le petit bassin, ainsi que les brides péri-utérines d'origine inflammatoire.

L'observation suivante montre que, pour rare qu'elle soit, cette grave complication peut avoir pour unique cause le déplacement d'un utérus de volume normal.

Il s'agit d'une femme de 45 ans qui étant en traitement dans un service de médecine, fut atteinte de troubles graves d'obstruction (ballonnement du ventre avec arrêt complet des gaz, vomissements, refroidissement).

Un interrogatoire suivi d'un toucher vaginal minutieux ne signalant rien autre que l'immobilité de la matrice avec empâtement du cul-de-sac de Douglas, je pratiquai le toucher rectal.

Le rectum était complètement bloqué par une masse arrondie, logée dans la concavité du sacrum, et que le palper bimanuel, facile à cause de la maigreur de la malade, démontra être le corps utérin déplacé. La matrice semblait solidement fixée, et, devant une situation aussi grave, je proposai la laparotomie que la malade refusa.

La position génu-pectorale et les lavements avec une longue canule levèrent partiellement l'obstruction et la malade quitta l'hôpital peu de jours après.

Je lui conseillai de ne pas attendre longtemps et de venir se faire opérer aussitôt en cas de nouveaux accidents très probables.

Un mois après environ, la malade, malgré toutes les précautions prises dans la crainte de l'intervention, revenait en état d'obstruction complète et fut aussitôt opérée par moi le 26 février 1910.

Je pratiquai la laparotomie sous-ombilicale et les intestins étant refoulés, grâce aux écarteurs et à la position déclive, je pus arriver sur la région pelvienne.

Le bassin présentait l'aspect d'une hystérectomie après la péritonisation.

L'utérus semblait avoir été enlevé et le péritoine tapissait le fond de l'excavation sans aucune saillie.

Les doigts plongés dans le Douglas sentaient la matrice extrêmement rétrofléchie, le corps venant toucher la face postérieure du col.

Des adhérences nombreuses fixaient l'organe en cette position, elles cédèrent pourtant à des tractions prudentes et l'utérus put être amené en avant et fixé par une pince hystérolabe.

Le volume en était si peu modifié que la question semblait se poser de fixer l'organe en position antérieure.

L'état des ovaires décida l'ablation totale ; les deux ovaires étaient en effet scléro-kystiques.

Je pratiquai donc l'hystérectomie subtotale par section successive des pédicules vasculaires à gauche et à droite en laissant une rondelle de col très évidée. Péritonisation et fermeture complète du ventre.

Aucun incident post-opératoire, sauf un peu d'agitation pendant deux jours, suivis ensuite d'un état remarquablement tranquille, sans la moindre souffrance.

L'intestin s'évacua normalement à partir du 2e jour. Les fils furent enlevés le 10e jour et l'opérée fut complètement guérie, vers le 25e jour, malgré son état de faiblesse au moment de l'opération.

Cette observation est intéressante par la cause de l'obstruction : matrice de volume normal en rétroflexion, cause non unanimement signalée.

Peut-être en ce cas le bassin était-il un peu rétréci, ou bien l'utérus plus près du sacrum, en rétroposition ?

La méthode opératoire peut être discutée, et, chez une femme jeune, on sera tenté de conserver l'organe en le fixant en avant. Mais dans le cas ou la déformation est tellement prononcée que le redressement n'est ni possible ni stable, l'hystérectomie semble le procédé de choix en conservant les deux ovaires ou un seul selon l'état des glandes génitales.

2. Plaie du pylore et des conduits biliaires par balle de revolver. — Laparotomie. — Suture et tamponnement. — Guérison.

Les plaies des voies biliaires par armes à feu présentent une gravité spéciale. Il est rare, en effet, qu'elles ne s'accompagnent pas de dégâts tellement étendus que la mort subite ou plus ou moins rapide ne laisse pas le temps d'intervenir chirurgicalement pour les reconnaitre et les traiter.

Il faut un ensemble de circonstances heureuses pour que le projectile qui blesse les voies biliaires n'atteigne pas en même temps les gros vaisseaux voisins tels que la veine porte, la veine cave ou l'aorte.

L'impossibilité de pouvoir préciser à l'avance les lésions internes et l'efficacité de l'intervention donnent un intérêt à l'observation suivante :

Il s'agit d'une jeune femme de 18 ans qui fut blessée le 24 février 1910, par trois coups de revolver tirés à bout portant : l'un au cou, en séton, l'autre dans le côté gauche de la poitrine et le troisième au niveau de l'hypocondre droit.

La blessée, vue le soir, peu après l'émotion de l'aggression, ne présentait aucun symptôme d'hémorrhagie interne : pouls bon, calme, toux pénible avec crachement de sang, aucun signe d'épanchement abdominal.

Le ventre peu développé, se prêtait facilement à l'exploration et un épanchement de moyen volume ne serait pas passé inaperçu.

Devant l'absence de signes graves, l'intervention, plus difficile à pratiquer la nuit, fut renvoyée au lendemain.

La laparotomie est commencée à droite sur l'orifice laissé par la balle, au bord externe du muscle droit et dirigée un peu obliquement en dedans en suivant le trajet noirâtre du projectile.

Je fends le trajet et, arrivé à l'orifice péritonéal, j'agrandis l'incision en haut et en bas.

Aucun liquide ne s'écoule à ce moment.

Il ne semble pas y avoir de perforation intestinale ni d'hémorrhagie notable.

Suivant la direction de la balle, j'écarte doucement les anses intestinales et je trouve le projectile dans la région pylorique.

C'est une balle en plomb de 7 millimètres.

Un peu de sang vient de la profondeur, et en attirant l'estomac en avant, je constate une plaie de deux centimètres de diamètre environ à la partie supérieure du pylore, au niveau du bord libre de l'épiploon gastro-hépatique.

Cette plaie ne semble pas pénétrante, mais elle est profonde et saigne facilement au contact.

La vésicule biliaire est mince et distendue par la bile.

Aucun vaisseau important n'est atteint et il est vraiment remarquable que la balle n'ait pas pénétré jusqu'à la veine porte ou des gros vaisseaux de l'abdomen bien voisins de la plaie pylorique.

Cette plaie est suturée par un plan de soie fine, difficilement, car les tissus saignent et se déchirent.

Avant de refermer l'abdomen, il me semble que la vésicule est moins tendue qu'au début.

Il n'y a cependant pas de bile dans la plaie et il ne parait pas opportun d'aggraver l'opération par des recherches incertaines. Dans le doute je draine en tassant autour d'un tube de caoutchouc moyen, quatre lanières de gaze.

Le ventre est refermé au-dessous. La malade a très bien supporté l'intervention.

Le lendemain état satisfaisant mais douleurs au niveau du cou et du thorax avec toux saccadée et douloureuse. Le pouls est bon et la température normale. Le pansement est traversé par la bile.

Les voies biliaires ont donc été perforées à un certain niveau de leur parcours.

Je crois qu'il ne faut pas penser à cause de la rapidité, à l'ulcération au contact d'un drain, comme on l'a signalé pour les gros vaisseaux.

La vésicule était-elle blessée ? Une plaie l'aurait dégonflée rapidement et l'abdomen aurait contenu de la bile au moment de l'intervention.

Etant donné le siège de la plaie pylorique sur le bord supérieur de l'organe, il est plus probable que ce fut le cholédoque qui était en cause.

L'intermittence de l'écoulement de la bile semble en faveur de cette explication. On sait, en effet, que la bile s'accumule dans la vésicule dans l'intervalle des digestions et ne passe par le cholédoque que lorsque le chyme arrive dans le duodénum ; ce qui a inspiré à Jaboulay l'idée de traiter les fistules biliaires en multipliant régulièrement les repas.

Les jours suivants, le pansement est teinté de bile d'une façon variable, tantôt près d'un litre tantôt presque rien.

Les selles n'ont jamais été complètement décolorées ce qui indique une section incomplète du canal.

Après une série d'intermittences dans la quantité de l'écoulement biliaire la fistule se tarit et la malade sort complètement guérie, le 10 avril 1910, après un mois et demi de séjour à l'hôpital.

L'intérêt de cette observation réside dans le peu de dégâts causés par une balle tirée à bout portant dans une région si complexe.

Elle confirme la nécessité de la laparotomie dans les plaies de l'abdomen par coup de feu, malgré l'absence de signes directeurs et montre une fois de plus, le bon pronostic de ces interventions précoces, alors qu'abandonnées à elles-mêmes ces plaies, même non perforantes d'emblée, occasionneraient soit des perforations secondaires, soit des hémorrhagies prolongées qui forceraient à opérer dans de mauvaises conditions et sans grandes chances de succès.

Si le moindre doute de plaie biliaire existe, il faut tamponner et drainer la région sous-hépatique,

Il est également intéressant de noter que la bile peut-être très abondante, au point de faire penser à la nécessité d'une intervention secondaire et que néanmoins la fistule peut se tarir spontanément comme chez ma malade.

Il est préférable de ne pas trop se hâter d'intervenir dans des cas semblables où souvent la guérison complète se fera par cicatrisation spontanée.

8. Contusion de l'abdomen. — Rupture de la Rate. Laparotomie. — Tamponnement. Guérison.

La contusion de l'abdomen présente un grand intérêt à cause de la multiplicité des lésions qui peuvent en être la conséquence. Selon le siège du choc tous les organes de l'abdomen peuvent être blessés à des degrés allant de la contusion simple à la déchirure et à l'éclatement.

La conduite du chirurgien est guidée dès les premières heures surtout par les signes d'hémorrhagie interne et plus tard par la réaction péritonéale.

Dans le cas que j'ai observé, il s'agit d'un homme de 35 ans, atteint par l'avant d'une automobile, dans la région de l'abdomen supérieur.

Le choc fut très violent et le blessé fut projeté au loin.

Aussitôt après l'accident, je constatai à l'hôpital, des signes de shock intense de l'abdomen : (Contracture de la paroi ; état syncopal, pouls petit, mais pas très rapide).

D'après le siège du traumatisme je diagnostiquai une rupture de la rate avec hémorrhagie d'intensité moyenne ; mais, étant donné la gravité de l'opération immédiate en plein shock, je décidai d'attendre.

Le blessé, attentivement surveillé dans sa température et dans son pouls, ne présenta aucun autre signe que la persistance du shock qui fut combattu par les moyens usuels (sérum, huile camphrée) ; l'hémorrhagie interne n'était pas suffisamment marquée pour décider l'opération.

Le 4e jour la température montait et le faciès s'altérait.

L'intervention eut lieu le 5e jour. (2 décembre 1910).

Je pratique la laparotomie latérale gauche, au niveau de l'hypocondre, et je trouve, dès l'ouverture du péritoine, un épanchement séro-sanguin louche, assez abondant.

L'estomac et l'intestin ne présentent aucune trace de plaie.

Le sang vient de la profondeur, derrière l'estomac et la région bien exposée, laisse voir une plaie de la rate qui siège à l'union du tiers supérieur avec le tiers moyen.

La déchirure est nette et se prolonge en profondeur à la moitié de l'organe, c'est-à-dire qu'elle arrive au niveau du plan du hile.

Fallait-il enlever la rate, la suturer, la tamponner ?

On sait que la splénectomie est très grave et ne doit être imposée que par les hémorrhagies internes ou par l'éclatement de l'organe ce qui contre-indique toute conservation.

La suture de la rate, difficile à cause de la profondeur du foyer opératoire, est justifiée par le cas de Lamarchia, cité par Lejars, quoique dans ce cas le résultat ait été fatal.

Le tamponnement est d'une grande ressource pour les cas de gravité moyenne.

Ce fut la méthode que je choisis.

Le résultat fut très bon puisque l'hémorrhagie s'arrêta grâce aux compresses tassées autour d'un drain.

Les jours suivants la fièvre qui indiquait le commencement de la suppuration du foyer sanguin, tomba rapidement.

Le suintement sanguinolent devint séreux et les compresses furent enlevées avec une certaine difficulté le 4e jour. On plaça un nouveau tamponnement à ce moment autour du drain raccourci.

La cicatrisation de la plaie se fit rapidement sauf à la partie supérieure, siège du drainage, qui se ferma à son tour.

L'état général laissait à ce moment beaucoup à désirer. Le blessé marchait péniblement et courbé. Des troubles gastro-intestinaux, semblant se rattacher à la commotion du plexus solaire, gênaient le cours de la convalescence.

Il existait aussi un état d'anémie lié en partie au mauvais fonctionnement de la rate.

Le blessé, revu après 4 mois, marchait tout à fait droit, ne présentait plus de signe d'anémie et avait notablement engraissé.

L'état de la plaie était normal et la cicatrice solide sauf à la partie supérieure qui avait été le siège du drainage.

En résumé, je n'ai eu qu'à me louer d'avoir pratiqué l'intervention après que le shock initial fut dissipé.

Le blessé a supporté facilement l'opération ce qui contraste avec la gravité de l'opération hâtive.

L'intervention immédiate semble réservée aux cas très graves, se traduisant par une hémorrhagie interne inquiétante et qui force la main.

Pour les cas où l'on peut temporiser, il semble qu'il y ait grand intérêt pour la sécurité de l'opération, de laisser dissiper les phénomènes inquiétants dûs au shock abdominal.

4. Contusion de l'abdomen. — Rupture complète de l'intestin grêle. — Laparotomie. — Suture. — Guérison.

Cette observation concerne un cas de garde opéré le 31 mars 1911, à 11 heures du soir.

Le blessé était un homme de 35 ans qui avait été renversé par une automobile à 6 heures du soir.

Le choc très violent avait porté sur le côté gauche de l'abdomen et avait projeté cet homme à une assez grande distance.

Aussitôt après le blessé ressentait une très violente douleur dans le ventre qui se contractura dans un mouvement de défense.

Le sujet était robuste et, pour des circonstances indépendantes de sa volonté, il ne fut amené à l'Hôpital St-Roch que vers 10 h. et demie du soir.

Aussitôt appelé je constatai les signes d'une contusion grave de l'abdomen.

La violence du choc avait fait éclater sous la peau les muscles abdominaux et l'on percevait au palper une large brèche musculaire au niveau de la fosse iliaque gauche.

Le blessé souffrait beaucoup et la contracture de la paroi faisait diagnostiquer une perforation intestinale.

L'hémorrhagie devait être modérée car l'état général et le pouls n'étaient pas mauvais.

La laparotomie fut aussitôt pratiquée.

Je choisis la voie latérale gauche à cause du siège de la contusion et surtout, en considérant le nombre d'heures qui nous séparaient de l'accident, je ne voulais pas risquer de généraliser l'inflammation péritonéale qui semblait exister déjà.

Après l'incision de la peau, les muscles se montrèrent largement déchirés et l'ouverture fut agrandie.

L'ouverture du péritoine fit évacuer un épanchement sanguin abondant.

Pas de matières intestinales dans la cavité péritonéale.

Les anses situées dans la plaie ne présentant pas de
lésion apparente, je dévidai l'intestin en bas puis en haut
sur une longueur de 5o centimètres environ et je trouvai
une déchirure complète de l'intestin grêle jusqu'à l'inser-
tion mésentérique ; les anses voisines, prudemment dépla-
cées, étaient saines et aucun liquide sanglant ou autre ne
se montrait dans la profondeur.

L'anse blessée ainsi que celles qui étaient situées à
côté étaient très rouges et couvertes de membranes puri-
formes, confirmant le début de la péritonite aiguë.

Je procédai à la suture termino-terminale de l'intestin
blessé, d'après la technique habituelle, en renforçant cer-
tains points par un troisième plan de soie.

Réunion complète à trois plans de la paroi sauf à
l'angle inférieur où je plaçais un gros drain.

Les suites furent assez inquiétantes, le blessé ayant
exécuté des mouvements en voulant se lever le second et
le troisième jours. La péritonite s'accentua, avec fièvre et
vomissements.

Malgré ces circonstances défavorables et grâce à des
soins continus, l'amélioration se dessina le 4e jour ; le
drain fut enlevé et la cicatrisation complète se fit d'une
façon normale.

Le blessé reprit rapidement la régularité de ses fonctions intestinales et ne présenta aucun phénomène douloureux dans l'abdomen ; il quitta l'hôpital un mois environ
après son accident.

Les cas heureux de suture intestinale sont très nombreux et j'en possède plusieurs observations. Ce qui est le
plus intéressant dans le cas présent est le point de vue
pratique du choix de l'opération.

Une laparotomie médiane aurait parue plus commode
pour la vérification et la réparation des lésions, mais étant
donné le retard de l'intervention, la généralisation de

l'inflammation péritonéale commençante semblait trop à redouter.

L'intervention dans le foyer traumatique, comme une appendicite à gauche, a permis de limiter les manœuvres opératoires et par suite a eu comme heureuse conséquence de ne pas diffuser les lésions péritonéales déjà en pleine extension.

———

5. Hernie de la ligne blanche étranglée. — Résection de 10 centimètres d'intestin grêle sphacélé. — Bouton de Murphy. — Guérison.

Le 12 mai 1911 je fus appelé à 10 heures du soir pour une malade qui venait d'entrer à l'Hôpital St-Roch avec les signes d'étranglement intestinal.

Cette femme, âgée de 30 ans, présentait au niveau de la région sous-ombilicale, sur la ligne médiane, une hernie qui était le siège d'un étranglement depuis deux jours.

Une longue cicatrice indiquait que cette malade avait subi une opération abdominale dont elle ne put préciser la nature. Cette intervention avait eu lieu quatre ans auparavant.

La tumeur était grosse comme une mandarine et située à mi-chemin entre l'ombilic et le pubis ; elle était dure, mâte et douloureuse. Les phénomènes généraux et les vomissements semblaient indiquer la présence de l'intestin dans la hernie.

Une incision sur la peau amincie permit d'isoler assez difficilement le sac fibro-lipomateux qui fut ouvert largement. L'anneau étant agrandi prudemment par divulsion, de petites masses d'épiploon adhérentes au pourtour de cet anneau furent liés au catgut et réséquées.

Une anse intestinale était étranglée et présentait les signes d'une altération profonde.

Un liquide séro-sanguinolent avait été évacué à l'ouverture du sac ; son odeur attirait immédiatement l'attention et l'aspect de l'anse justifiait cette méfiance.

En effet l'intestin était ouvert par un petit orifice vers le sommet de la coudure de l'anse.

L'intestin, attiré sur des compresses chaudes, fut reséqué en tissus sains sur une longueur de 10 centimètres environ, après placement de pinces élastiques.

Pour terminer plus vite, je plaçai un bouton de Murphy.

fixé par un surjet de soie fine sur chaque moitié ; quelques points de sûreté après l'emboîtement exact des deux pièces complétèrent l'affrontement séro-séreux.

Je suturai la paroi à trois plans, en réparant avec soin l'éventration, sauf à l'angle inférieur de la plaie où j'établis un petit drainage à cause de la septicité du liquide du sac.

Rien ne troubla la régularité de la guérison et après l'enlèvement du drain, laissé en place 48 heures, un fil d'attente serré alors, compléta l'affrontement.

Le bouton fut expulsé le 13e jour, la guérison survint rapidement, en sorte que l'opérée put quitter l'hôpital le 31 mai, vingt jours après l'intervention.

Ces hernies des cicatrices offrent peu de particularités à signaler :

Les enveloppes sont formées le plus souvent par la peau amincie et le tissu cellulaire sous-cutané, le péritoine s'arrêtant au bord de l'orifice musculaire.

Ces hernies sont presque toujours des éventrations, c'est-á-dire qu'il s'agit d'une solution de continuité sur une grande longueur succédant à une opération.

L'étranglement est plus à craindre lorsqu'il existe un orifice assez petit et dont la forme arrondie facilite l'engagement de l'intestin, comme dans le cas que j'ai relaté.

Peut-être dans ces conditions le point faible de la paroi correspond-il à la place où a été effectué un drainage ?

Chez mon opérée la hernie avait une forme légèrement pédiculée, comme une hernie crurale et l'orifice abdominal était nettement délimité comme un anneau fibreux naturel.

L'étranglement a été assez tardif, car cette malade avait sa hernie, progressivement développée, depuis deux ans environ.

6. — Anévrysme poplité diffus. — Incision et tamponnement. — Ligature de la fémorale au canal de Hunter. — Amputation secondaire de cuisse pour gangrène. — Guérison.

J'ai eu l'occasion d'observer et de traiter cette année un anévrysme poplité rompu.

Le porteur de cette lésion était un homme de 61 ans exerçant la profession de charretier.

L'état général de ce malade était satisfaisant et on notait seulement des signes d'artério-sclérose, tels qu'hypertension, artères radiales et temporales un peu dures, facies congestionné.

Ce qui avait inquiété cet homme depuis quelque temps, c'était un gonflement du creux du jarret gauche accompagné de douleurs dans la jambe et des sensations de fourmillement et de crampe.

Deux ou trois jours avant son entrée à l'hôpital le malade avait ressenti brusquement une violente douleur dans la région du genou gauche ; le creux du jarret et la jambe avaient aussitôt augmenté de volume.

L'examen de la région poplitée ne laissait pas de doute et la marche des accidents confirmait qu'il s'agissait d'un anévrysme artériel rompu.

L'attention était attirée par le siège bas de la tumeur et l'œdème considérable de la jambe, accompagné de phénomènes de compression.

Ces signes indiquaient que l'anévrysme avait été le siège d'une rupture ayant déterminé un hématome de la région poplitée.

L'enflure de la jambe et les douleurs violentes décidèrent le malade a se laisser opérer et le 17 février, j'intervins en me proposant de modifier le plan opératoire suivant la nature des lésions.

Le malade, après placement de la bande d'Esmarch au plus haut de la cuisse, fut couché sur le ventre.

L'anesthésie ne donna lieu à aucun incident. On sait que l'on a constaté des cas de mort dans cette position et qu'il est préférable, à la moindre alerte, de donner la position latérale.

Une longue incision dans le losange poplité conduisit sur l'aponévrose tendue et bleuâtre.

Dès l'ouverture de cette enveloppe fibreuse un sang noirâtre s'écoula et par l'incision agrandie j'évacuai une grande quantité de caillots noirâtres.

Le doigt introduit dans la plaie reconnaissait une vaste poche qui s'étendait dans toute la région du creux du jarret et qui allait en profondeur jusqu'à l'os.

Il me fut impossible de reconnaître l'artère qui devait être infiltrée de sang et largement rompue, et, ne pouvant agir directement sur l'anévrysme, je dus tamponner le vaste foyer d'hématome.

Le malade placé en position dorsale, je procédai à la ligature de l'artère fémorale dans le canal de Hunter. Le vaisseau fut assez facilement trouvé grâce à la corde des adducteurs et je plaçai sur lui une solide ligature au catgut.

Réunion complète de la plaie, pansement compressif du genou gauche avec drainage et ablation de la bande.

Le membre opéré est placé légèrement fléchi sur un coussin et un peu élevé ; aucun saignement ; pas de symptômes inquiétants.

Le lendemain le pied gauche était un peu moins chaud que la jambe et d'une pâleur nette.

Malgré la position horizontale du membre et le réchauffement continu cet état s'accentua les jours suivants et le pied devint progressivement livide.

La zone de circulation collatérale semblait cependant s'étendre et la chaleur revenait vers le milieu de la jambe gauche. Cet état était stationnaire les jours suivants et l'amputation proposée ne fut acceptée que le 7e jour.

La gangrène était à ce moment propagée au niveau du mollet.

Je dus amputer la cuisse à la partie moyenne.

Cette opération fut pratiquée le 24 février 1911.

L'artère fémorale était béante à la coupe, et très athéromateuse. Un fragment prélevé était rigide comme un tuyau de plâtre.

Comme dans les cas infectés, je laissais le moignon ouvert et recouvert d'un pansement humide, ayant vu les méfaits des sutures sur les tissus sans vitalité.

La guérison eut lieu sans incident et cette vaste plaie, resserrée par les pansements se cicatrisa assez vite.

La gangrène dans mon cas a été dûe au siège bas de l'anévrysme ; car on sait que lorsque l'artère poplité est atteinte dans sa moitié inférieure les collatérales du genou et la tibiale antérieure étant oblitérées, après la ligature ou l'extirpation, la gangrène est presque fatale, surtout si le sujet est très athéromateux ce qui empêche la dilatation des vaisseaux chargés de la circulation collatérale.

Voici donc un cas d'anévrysme poplité ayant abouti à l'amputation de cuisse ; et devant cette grande mutilation on peut se demander dans quelles conditions les belles promesses de la chirurgie artérielle, toute d'actualité, sont réalisables.

Les travaux du professeur Pierre Delbet, le rapport de Monod et Vanverts au Congrès de Chirurgie de 1909 montrent les bons effets de l'extirpation.

La gangrène serait moins fréquente qu'après la ligature.

Mais cette extirpation est-elle toujours possible ?

Si l'artère ne présente pas de trop grande altération de ses parois on peut parler de chirurgie artérielle, mais avec des tuniques infiltrées de sels calcaires on ne peut vraiment pas songer à extirper une poche anévrysmale ne présentant pas assez de résistance dans ses parois.

Quand l'artère est encore assez souple pour subir une dilatation donnant lieu à une poche isolable, ces traite-

ments modernes constituent le procédé de choix. Mais
avec des parois altérées profondément l'élasticité de l'artère
n'est pas suffisante pour la constitution d'une grosse poche
et on a plutôt alors la rupture de l'artère avec formation
d'un anévrysme diffus.

En ce cas les raisons des méthodes des anciens chirurgiens qui avaient fait placer la ligature dans le canal
des adducteurs par Hunter, à la pointe du triangle de
l'aine par Scarpa ont encore toute leur valeur.

La chirurgie ancienne reculait devant les lésions des
artères et remontait en tissu sain pour pratiquer la ligature du vaisseau, et cela à cause des hémorrhagies secondaires ou des gangrènes qui étaient la conséquence des
opérations dans le foyer anévrysmal.

La gangrène était l'accident redouté et fréquent et
l'on comprend que des chirurgiens aient d'emblée amputé la jambe malade.

Voici ce que dit à ce sujet le Professeur Kirmisson
dans le traité de Duplay et Reclus :

« Signalons tout d'abord le procédé étrange employé
par Penchienatti : « Dans un cas d'anévrysme poplité sans
« complication, dit Assalini (1), j'ai vu en 1781, le célèbre
« Penchienatti (de Turin), faire l'amputation de jambe,
« de préférence à celle de la cuisse. La ligature de l'artère
« au-dessous du sac anévrysmal, en interceptant le passage
« du sang, fit que la tumeur durcit, cessa de battre et di-
« minua considérablement de volume, de manière à laisser
« à l'amputé l'usage du genou pour servir d'appui à une
« jambe artificielle. »

Ce procédé qui semble en effet étrange de prime
abord, paraît au contraire raisonnable, pour son époque,
quand on envisage des cas comme celui que je rapporte
ici.

Cette constatation ressort également d'une discussion

____

(1) Assalini. Manuale di chirurgia, Naples, 1819, in-8, p. 201.

— 40 —

faite à la Société de Chirurgie de Marseille (20 juillet
1911).

M. Poucel concluait à la difficulté et aux dangers de
l'extirpation ; il disait préférer la ligature de Hunter et il
signalait un cas semblable au mien où il dut ensuite amputer la jambe pour gangrène.

A l'époque du Professeur Penchienatti (1), la gangrène qu'il considérait comme presque inévitable lui faisait choisir la hardiesse de l'amputation primitive.

Actuellement grâce aux pansements antiseptiques et
surtout à cause de l'asepsie opératoire, cette crainte de la
gangrène ne nous pousse plus à des procédés aussi radi-
caux et nous pouvons attendre l'apparition de cette redou-
table complication pour la traiter à temps.

De nos jours, bien souvent encore, la ligature de
Hunter, sera le procédé que l'on s'estimera heureux de
pouvoir employer, en se tenant prêt, si la gangrène se
produit, à pratiquer dans un second temps l'amputation de
jambe, ou de cuisse, selon la variabilité du rétablissement
de la circulation collatérale.

---

(1) Le docteur Penchienatti, professeur de chirurgie, à Turin,
était l'oncle de mon grand-père, le docteur Penchienatti et le grand-
oncle du docteur Penchienatti, de Nice, fils du précédent.

DU MÊME AUTEUR

Traitement des Uréthrites Chroniques. — Paris 1902.
O. Doin.

De l'Eclairage dans l'Uréthroscopie. — Annales des
Maladies des Organes Génito-Urinaires. — 18 mars 1903.

Quelques points de pratique urinaire. — Paris 1904.
O. Doin.

Tumeur de la vessie à symptomatologie rénale. —
Tiré à part des Bulletins et Mémoires de la Société de
Médecine et de Climatologie de Nice. N° 10, 1907.

Deux cas d'opération de Bottini.
Id. N° 12, 1908.

Plaie thoraco-abdominale par empalement.
Id. N° 13, 1909.

**Indications des différentes méthodes opératoires de
l'Hypertrophie Prostatique.** — Annales des maladies
des organes génito-urinaires, N° 12, 1910.

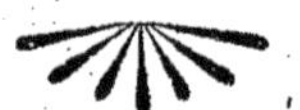

www.ingramcontent.com/pod-product-compliance
Ingram Content Group UK Ltd.
Pitfield, Milton Keynes, MK11 3LW, UK
UKHW020050100726
13658UKWH00004B/1663